AF465290

PRÉTUBERCULOSE

ET

MENSURATIONS DE POITRINE

ÉTUDE BASÉE SUR L'EXAMEN DE 1.600 CAS

PAR

Le Docteur BOUREILLE

Directeur du Préventorium Anti-Tuberculeux du Boulevard Garibaldi

NEMOURS

IMPRIMERIE NEMOURIENNE HENRI BOULOY

1909

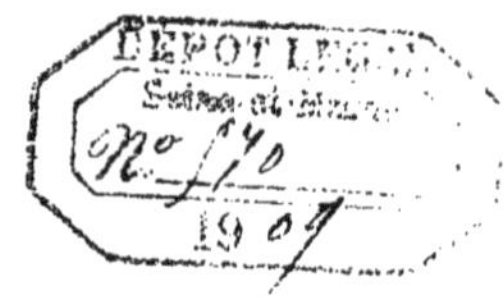

PRÉTUBERCULOSE

ET

MENSURATIONS DE POITRINE

ÉTUDE BASÉE SUR L'EXAMEN DE 1.600 CAS

PAR

LE DOCTEUR BOUREILLE

Directeur du Préventorium Anti-Tuberculeux du Boulevard Garibaldi

NEMOURS

IMPRIMERIE NEMOURIENNE HENRI BOULOY

1909

DIVISION

PRE-ORATIO

Cette étude est une contribution au diagnostic précoce de la tuberculose pulmonaire.

De nombreux procédés ont été indiqués, surtout dans ces derniers temps, pour fixer ce diagnostic précoce.

Les uns, se tirent de l'auscultation de la poitrine ; les autres, de procédés de laboratoire.

Les modifications de l'Inspiration donnent un élément de diagnostic dont il faut tenir le plus grand cas. Mais personne ne nie qu'une éducation spéciale de l'oreille ne soit nécessaire pour les reconnaître.

Ne faut-il pas un examen attentif et prolongé, pour ne pas appeler tuberculose des états pulmonaires normaux, où cependant l'inspiration varie légèrement d'un côté à l'autre ?

D'autres procédés de diagnostic précoce concernent les méthodes de laboratoire.

Certains, et non des moindres, pensent que l'avenir est là.

Les réactions à la tuberculine diraient bientôt le premier mot dans le diagnostic tuberculeux.

Ces procédés ont contre eux de ne pas donner des réactions absolument certaines dans tous les cas de tuberculose, et de demander une instrumentation et une éducation particulières.

Cette éducation et cette instrumentation sont peut-être faciles à obtenir, mais ne sont pas cependant à la portée de tous les médecins praticiens.

La critique qu'on peut leur adresser est de manquer de simplicité.

Prétendre ruiner de pareils systèmes défendus par les noms les plus honorables serait bien osé.

Aussi, n'ai-je pas le dessein, dans cette étude, d'établir la prééminence absolue des Mensurations de la Poitrine dans le diagnostic précoce de la tuberculose pulmonaire.

Je dis seulement ceci : Il existe des moyens cliniques et des procédés de laboratoire pour établir le diagnostic précoce de la tuberculose pulmonaire ; mais ces moyens cliniques sont très délicats, ces procédés de laboratoire demandent une éducation et une instrumentation particulières et ne sont pas toujours fidèles.

Les uns et les autres conduisent près de la vérité, mais par des chemins difficiles à gravir et à portée d'une minorité.

J'ai cherché, au tout début de la tuberculose pulmonaire, non pas le signe qui les remplace, mais **un signe de très grande probabilité,** facile à constater, et à portée de tous les praticiens.

Les diverses mensurations de la poitrine ont depuis longtemps été étudiées dans le diagnostic de la tuberculose.

Elle ne l'ont pas été d'une façon spéciale dans le diagnostic précoce de la tuberculose pulmonaire.

C'est au tout début de la tuberculose que j'ai l'intention d'étudier les diverses mensurations de la poitrine.

PREMIÈRE PARTIE

Les diverses Mensurations de la Poitrine

La cage thoracique présente un état anatomique et un état physiologique.

Les mensurations anatomiques donnent les dimensions de son squelette, et les mensurations physiologiques, les chiffres obtenus dans l'inspiration et l'expiration.

C'est dire que les mensurations anatomiques seront surtout fonction d'un état sain ou pathologique retentissant sur l'organisme tout entier; et qu'au contraire, les mesures données par le jeu de la poitrine seront la conséquence d'un état local.

Une poitrine petite, trop longue, présentant un rapport trop faible avec la taille de l'individu, et un sternum inférieur à la normale indiquent un sujet chétif, mais pas nécessairement tuberculeux. Cette poitrine peut être mal développée, mais respirer normalement. L'état général est médiocre, mais la poitrine va bien.

Un thorax bien conditionné, mais à faibles inspiration et expiration, est très suspect parce qu'il fonctionne mal. La santé du sujet a jusque là été excellente, mais l'état de ses poumons dénote une lésion locale à son début.

Les Mesures Anatomiques les plus intéressantes sont : 1° la longueur du Sternum, qui donne la longueur de la poitrine en avant ; 2° le Périmètre Thoracique moyen pris entre les chiffres extrêmes de l'inspiration et de l'expiration, et comparé à la Taille.

A côté de ces deux mesures, je noterai le rapport de la Taille au Poids. Ce rapport n'a rien de pulmonaire, mais tant d'observateurs ont pris l'habitude d'en tirer un élément de diagnostic tuberculeux, en le jugeant contemporain des mesures thoraciques, qu'il mérite d'être noté en regard des précédents.

Les Mesures Physiologiques nous donnent la différence entre l'inspiration et l'expiration, aux différents étages de la cage thoracique.

Ces mensurations, bien que faciles à prendre, demandent cependant à être opérées suivant certaines règles.

Qu'il s'agisse d'une personne saine ou malade, le sujet sera mis à nu jusqu'à la ceinture. Pour les femmes qui consentent difficilement à cette nudité complète, on pourra passer le ruban métrique sous la chemise, mais on ne pratiquera cette mensuration que si cette chemise est suffisamment large pour ne gêner ni les mouvements de la poitrine ni l'opération elle-même. Le sujet se tient debout, les bras et les épaules tombantes, sans raideur aucune, la taille droite. Ces mensurations doivent être prises avant les repas, ou suffisamment après, pour que la digestion ne gêne en rien le libre exercice du jeu pulmonaire. Dans tous les cas, il est important de toujours les prendre à la même heure, et autant que possible à intervalles égaux, si l'on pratique plusieurs examens.

La longueur du Sternum se fixe facilement. Son extrémité supérieure se trouve tout de suite, même chez les sujets très gras. L'extrémité inférieure réclame parfois quelques instants. Lorsque le doigt ne la précise pas suffisamment, on prie la personne mensurée de faire plusieurs larges inspirations, qui dépriment la masse abdominale et le tissu adipeux, et donnent aussitôt le point de repère inférieur.

L'examen du Périmètre Thoracique en activité exige certaines précautions, en plus des précédentes.

Le sujet se reposera 10 à 15 minutes avant de se déshabiller. Il ne sera ni en sueur, ni essoufflé, et attendra que l'émotion soit passée, s'il est nerveux. La poitrine ne sera examinée qu'au calme parfait. A ce moment, on le prie de lever les deux bras verticalement. On pose le ruban métrique au niveau des aisselles, le plus haut possible. Le sujet laisse tomber les bras, qu'il tiendra ballants, sans raideur, le corps bien droit, dans une position naturelle.

Bien mis en place, le ruban métrique doit tenir seul et présenter une section de poitrine perpendiculaire avec l'axe du corps. Il passe en avant, à peu près à la partie moyenne du sternum; en arrière, à l'extrémité inférieure des omoplates; et latéralement, au milieu du creux axillaire. Il marque la partie supérieure de la cage thoracique. Le sujet est prié de faire plusieurs fortes inspirations et expirations de suite. On note ces différents chiffres et l'on prend les extrêmes dans les deux sens.

Le Périmètre Inférieur s'obtient en répétant la même opération au bas de la cage thoracique. Le ruban métrique passe en avant, à égale distance de l'extrémité inférieure du sternum et des dernières fausses côtes.

Le Périmètre Thoracique au repos, à comparer à la Taille, est obtenu en prenant la moyenne entre l'extrême inspiration et l'extrême expiration. J'ai pris ce chiffre moyen, et non exactement celui de la poitrine dite au repos, parce que ce dernier ne correspond pas à une réalité. La poitrine n'est, en effet, au repos qu'en apparence. Elle est à ce moment en expiration normale, puisque ce mouvement est suivi d'une inspiration. Le chiffre, qui seul n'expose pas à l'erreur, est le chiffre moyen entre l'inspiration et l'expiration.

Je prends simplement pour pratiquer ces mensurations un ruban métrique de 1 m. 50 de longueur, du modèle répandu dans le commerce. J'ai seulement soin qu'il ne soit pas extensible en tirant sur chacune des extrémités. Il s'agit seulement ici de connaître la différence entre les deux mouvements du thorax, et non le relief de la poitrine.

Il est d'ailleurs très facile de mensurer chaque moitié de poitrine séparément, en allant du sternum à la colonne vertébrale de chaque côté.

DEUXIÈME PARTIE

Nombre et origine des cas examinés

Dans l'étude que je présente, j'ai eu le constant souci de mettre en présence des tuberculeux au tout début de leur affection, et des personnes d'âge, d'origine et de conditions à peu près semblables.

Mes tuberculeux sont des consultants venant se plaindre de fatigue, de courbature dans le dos, de malaises répétés sans cause, de filets de sang dans les crachats ; femmes ayant des règles peu abondantes, irrégulières et pâles ; hommes remarquant la diminution progressive de leurs forces.

L'auscultation ne donnait dans ces cas que des signes bien vagues, et qui n'eussent point suffi à établir un diagnostic certain. Ces consultants n'avaient pas de Bacilles de Koch ; leur inspiration, sans être parfaite, ne donnait pas de signes de certitude absolue ; l'amaigrissement était peu considérable quand il existait. Et souvent le malade avait conservé son poids normal.

C'étaient sûrement des prédisposés à la tuberculose, ce n'étaient pas encore des tuberculeux confirmés (1).

La plupart du temps ils étaient menés à la consultation malgré eux, par la mère, la femme, désireuses d'être renseignées. J'ai examiné plus de 600 de ces cas.

Ces consultants ont été vus au Préventorium Anti-Tuberculeux, 63, boulevard Garibaldi, et sélectionnés parmi

(1) La plupart étaient des anémiques suspects ; quelques-uns commençaient la période de germination, c'est-à-dire de tout début, décrite par Grancher.

plusieurs milliers de cas, de 1903 à 1908 ; et à mon Cabinet, parmi les malades de 1907 et 1908 rentrant dans la catégorie de prétuberculeux décrite ci-dessus.

En opposition avec ces malades, j'ai pratiqué *plusieurs centaines* de mensurations sur des sujets absolument sains, et, en tous cas, n'étant porteurs d'aucun signe ou symptôme qui puisse faire soupçonner la tuberculose.

Ces mensurations ont été pratiquées, pour les hommes, aux 24e et 103e régiments d'Infanterie. J'ai eu soin d'éliminer de cet examen tous les soldats ayant fait un séjour prolongé à l'infirmerie ou un séjour quelconque à l'hôpital, exception faite pour les cas chirurgicaux n'ayant aucun rapport manifeste avec la tuberculose.

J'ai écarté les hommes qui avaient eu au régiment une maladie infectieuse ou une maladie quelconque des organes respiratoires et ceux qui étaient notés comme malingres.

Cet examen n'a compris que des soldats de l'armée active en activité de service, des sous-officiers rengagés et quelques officiers, tous en excellente santé.

Les mensurations des poitrines féminines proviennent de l'examen d'aptitude physique exigé à l'entrée dans une grande administration.

Presque toutes les personnes examinées, prétuberculeuses ou bien portantes, étaient originaires de la région parisienne (Ile-de-France et Normandie). Toutes avaient plus de 18 ans et moins de 40 ans.

TROISIÈME PARTIE

Examen Anatomique de la Poitrine

Chapitre premier

Rapport du Périmètre Thoracique Supérieur à la Taille

On a souvent dit que le périmètre thoracique doit être, normalement, au moins la moitié de la taille. On ajoute qu'une diminution de ce rapport entraîne une forte présomption en faveur de la tuberculose. (Voir tableau p. 12.)

Un sujet de 1 m. 60 de hauteur devrait donc avoir un périmètre thoracique minimum de 0 m. 80.

Je n'ai pas rencontré la confirmation de cette assertion dans les 1.180 mensurations que j'ai pratiquées à ce sujet.

Chez les hommes, il y a bien peu de différence entre les individus sains et les prétuberculeux ; 5,3 o/o chez les premiers, 28,7 o/o chez les seconds représentent la proportion de ceux dont le périmètre thoracique n'atteint pas la moitié de la taille.

Ces chiffres ne sont pas faits pour nous convaincre.

Les femmes ne nous fournissent pas des moyennes aussi nettes.

Chez les femmes saines, 24,5 o/o, et chez les femmes atteintes, 58,7 o/o, ne donnent pas le rapport cherché du périmètre thoracique moitié de la taille.

Le chiffre qui concerne les prétuberculeuses pourrait nous en imposer, s'il n'était corrigé par celui des femmes à poitrine saine.

N'oublions pas que les 24,5 o/o que je cite appartiennent à des femmes absolument saines, et sur lesquelles ne plane aucun soupçon de tuberculose.

MENSURATIONS ANATOMIQUES

RAPPORT DU PÉRIMÈTRE THORACIQUE A LA TAILLE

CŒFFICIENT obtenu en divisant le périmètre thoracique par la taille.	HOMMES				FEMMES				ENSEMBLE DES CAS SAINS		ENSEMBLE DES CAS TUBERCULEUX	
	SAINS		TUBERCULEUX		SAINES		TUBERCULEUSES					
	Nombre de cas	cas °/₀	Nombre de cas	cas °/₀	Nombre de cas	cas °/₀	Nombre de cas	cas °/₀	Nombre de cas	cas °/₀	Nombre de cas	cas °/₀
Périmètre thoracique inférieur ou égal à la moitié de la taille.												
35 à 40	...		...		1		11		1		11	
41 à 45	1 } *23*	**5.35**	15 } *76*	**28.68**	1 } *50*	**24.51**	17 } *165*	**58.72**	2 } *73*	**11.51**	32 } *241*	**44.14**
46 à 50	22		61		48		137		70		198	
—												
Périmètre thoracique supérieur à la moitié de la taille												
51 à 55	230		121		132		92		362		213	
56 à 60	167 } *407*	**94.65**	62 } *189*	**71.32**	21 } *154*	**75.49**	18 } *116*	**41.28**	188 } *561*	**88.49**	80 } *305*	**55.86**
61 à 65	10		4		1		5		11		9	
66 à 70	...		2		...		1		...		3	
Totaux.	**430**		**265**		**204**		**281**		**634**		**546**	

S'il existait, d'ailleurs, le moindre doute à ce sujet, je n'aurais qu'à montrer chez les mêmes personnes la différence entre l'inspiration et l'expiration.

On y voit que 95 o/o de ces femmes, que je prétends absolument indemnes de tuberculose, ont plus de cinq centimètres d'écart entre l'inspiration et l'expiration.

Leur poitrine respire donc très normalement. Et cependant, cette poitrine très développée au point de vue physiologique, ne paraît pas très forte au point de vue anatomique.

Ce rapport entre la taille et le périmètre thoracique doit être noté, mais il est loin de s'imposer pour le diagnostic précoce de la tuberculose.

Lorsqu'un consultant présente, en l'absence d'autres signes, un périmètre thoracique trop faible, eu égard à la taille, le médecin n'est aucunement autorisé à soupçonner la tuberculose pulmonaire.

Cette constatation peut être placée à côté d'autres et les renforcer à l'occasion, mais aller plus loin, comme beaucoup l'ont fait fréquemment, est une exagération manifeste.

Cette opinion est confirmée par la comparaison de 634 cas sains à 546 cas prétuberculeux.

88 o/o de poitrines larges chez des sujets sains, contre 55 o/o de poitrines présentant un périmètre aussi développé chez des sujets atteints, ne permettent pas de conclure et de poser un diagnostic.

Chapitre II

Sternum

Je ne pense pas que la mesure du sternum ait fait l'objet de travaux et de discussions dans le diagnostic de la prétuberculose pulmonaire.

Il m'a paru que la comparaison de la longueur du

MENSURATIONS ANATOMIQUES

LONGUEUR DU STERNUM

LONGUEUR DU STERNUM	HOMMES				FEMMES				ENSEMBLE DES CAS SAINS		ENSEMBLE DES CAS TUBERCULEUX	
	SAINS		TUBERCULEUX		SAINES		TUBERCULEUSES					
	Nombre de cas	cas °/。	Nombre de cas	cas °/。	Nombre de cas	cas °/。	Nombre de cas	cas °/。	Nombre de cas	cas °/。	Nombre de cas	cas °/。
14 centimètres	...		2		...		9		...		11	
15 —	2 } *6*	**1.41**	3 } *20*	**9.35**	1 } *1*	**0.53**	22 } *31*	**17.92**	3 } *21*	**3.42**	25 } *90*	**23.25**
16 —	4		15		14		39		18		54	
17 —	32		15		32		35		64		50	
18 —	66		25		66		32		182		58	
19 —	95		24		37		15		132		39	
20 —	82		38		26		11		108		49	
21 —	72 } *420*	**98.59**	53 } *104*	**90.65**	7 } *187*	**99.47**	6 } *142*	**82.08**	79 } *593*	**96.58**	59 } *257*	**76.75**
22 —	50		15		5		2		55		17	
23 —	18		17		...		1		18		18	
24 —	4		6		...		...		4		6	
25 —	1		1		...		1		1		2	
Totaux.	**426**		**214**		**188**		**173**		**614**		**347**	

sternum chez les sujets sains et tuberculeux était aussi intéressante que le rapport du périmètre thoracique à la taille.

En effet, si le tour anatomique de la cage thoracique est utile à noter, on doit également préciser la longueur de ce thorax, au moins dans la partie où il est le plus aisé de le faire. La longueur du sternum fixe la longueur de la cage thoracique en avant.

Le sternum de l'homme normal mesure 17 centimètres dans 98,6 o/o des cas, et celui du prétuberculeux, dans 90,7 o/o seulement.

Les femmes normales donnent 99,5 o/o, et les prétuberculeuses 82,1 o/o pour des sternums de 16 centimètres et au-dessus.

La différence est bien faible. Je rappelle qu'il ne s'agit pas ici de tuberculeux très atteints, mais au tout début de leur maladie.

Certes, de si peu appréciables différences entre le sternum du sujet sain et celui du sujet prétuberculeux sont bien peu importantes et n'ont qu'une valeur bien restreinte. Mais il était bon de noter que si l'anatomie de la cage thoracique du prétuberculeux pouvait être légèrement inférieure à celle du sujet sain, il ne fallait tirer de ces données anatomiques aucune considération diagnostique.

Chapitre III

Rapport du Poids à la Taille

Le rapport du poids à la taille a si souvent été mis en parallèle avec celui du périmètre thoracique à la taille, que l'on ne peut parler de l'un sans évoquer l'autre. Certains en ont voulu faire un signe de tuberculose. Quelques-uns, allant plus loin, ont soutenu que le tuberculeux commençait d'abord par maigrir, par se consumer luimême.

Est-ce par la perte de poids ou par la faiblesse de sa respiration que le tuberculeux commence sa maladie?

Jusqu'ici, on a donné une importance considérable à la diminution du poids.

Pour émettre une opinion à ce sujet, j'ai pesé et mesuré 876 soldats très vigoureux et 205 jeunes filles et jeunes femmes absolument indemnes de tuberculose (1). Je les ai comparés à 540 examens prétuberculeux.

Ces 1.621 cas ont donné les résultats mentionnés dans le tableau ci-contre. (Voir le tableau page 17.)

Les 876 hommes et les 205 femmes en bonne santé nous donnent une proportion considérable de chiffres où le poids et la taille s'harmonisent.

Nous pourrions nous attendre à trouver une proportion toute différente chez les prétuberculeux.

Or, sur un ensemble de 540 cas, dont 254 hommes et 286 femmes, je ne constate pas une différence très appréciable avec l'examen des individus sains.

Ceux qui ont un poids inférieur à ce qu'il devrait être atteignent à peine 2 o/o dans les cas normaux, et 22 o/o pour les candidats à la tuberculose.

En somme, sur 1.621 personnes examinées, saines ou prédisposées à la tuberculose, j'en ai trouvé 24 o/o à peine qui accusent un amaigrissement. Et l'examen détaillé des cas montre qu'il existe peu de différence entre les premiers et les seconds.

Si les individus qui vont bientôt devenir tuberculeux commençaient par maigrir, nous le constaterions dans une proportion considérable parmi les 540 cas de cette étude.

Il y a bien une légère baisse, mais si faible, 22 o/o seulement.

L'amaigrissement n'est donc pas un symptôme précoce dans la tuberculose pulmonaire.

Le tuberculeux pulmonaire, à la période d'état, s'est

---

(1) Voir, page 9, nombre et origine des cas examinés.

MENSURATIONS ANATOMIQUES

RAPPORT DU POIDS A LA TAILLE

COEFFICIENT obtenu en divisant le poids par la taille.	HOMMES				FEMMES				ENSEMBLE DES CAS SAINS		ENSEMBLE DES CAS TUBERCULEUX	
	SAINS		TUBERCULEUX		SAINES		TUBERCULEUSES					
	Nombre de cas	cas °/.	Nombre de cas	cas °/.	Nombre de cas	cas °/.	Nombre de cas	cas °/.	Nombre de cas	cas °/.	Nombre de cas	cas °/.
0.250 à 0.300	2 } *2*	**0.23**	38 } *38*	**14.96**	18 } *18*	**8.78**	80 } *80*	**27.97**	20 } *20*	**1.85**	118 } *118*	**21.85**
0.301 à 0.350	275		81		103		120		378		201	
0.351 à 0.400	485		90		65		62		550		152	
0.401 à 0.450	96		34		19		10		115		44	
0.451 à 0.500	15 } *874*	**99.77**	9 } *216*	**85.04**	... } *187*	**91.22**	5 } *206*	**72.03**	15 } *1061*	**98.15**	14 } *422*	**78.15**
0.501 à 0.550	2		1		...		9		2		10	
0.551 à 0.600	1		1		...		...		1		1	
Totaux.	**876**		**254**		**205**		**286**		**1.081**		**540**	

consumé lui-même. Son poids a faibli et ses muscles ont fondu. Mais à ce moment-là, l'oreille entend dans sa poitrine des craquements, des râles humides. Le diagnostic ne laisse plus aucun doute.

Au début, au contraire, l'amaigrissement est loin d'être constant, et le médecin ne peut vraiment pas compter sur ce signe pour étayer un diagnostic.

Je montrerai plus loin qu'il n'en est pas de même de l'examen de la poitrine en inspiration et en expiration.

Chapitre IV

Examen d'ensemble des Mensurations Anatomiques de la Poitrine

J'ai étudié jusqu'ici 3 examens qui se séparent nettement de ceux qui vont suivre.

Le rapport du poids à la taille, la longueur du sternum, le rapport du périmètre thoracique à la taille, constituent un groupe de faits qui donnent une conclusion à peu près semblable.

Les conclusions qu'on peut tirer de leur ensemble n'ont assurément rien d'absolu. Mais le poids, la taille, le périmètre thoracique anatomique, la longueur du sternum (longueur de la poitrine en avant), doivent être considérés avec la plus grande attention.

L'examen de ces 3 ordres de faits chez plus de 600 personnes, pour le sternum et le périmètre thoracique ; chez plus de 1.000 pour le poids et la taille, m'ont permis d'établir une moyenne pour les individus sains.

J'ai comparé cette moyenne normale à celle obtenue dans l'examen de plus de 500 tuberculeux, au *tout début* de leur affection.

Les tableaux ci-après en donnent les résultats.

MENSURATIONS ANATOMIQUES		HOMMES (proportion %) Sujets sains		Sujets tuberculeux	
Périmètre thoracique	Inférieur à la moitié de la taille.	5,3 %	sur 430 cas	28,7 %	sur 265 cas
	Supérieur — —	94,7 %		71,3 %	
Longueur du sternum	au-dessous de 16 centimètres	1,4 %	sur 426 cas	9,3 %	sur 214 cas
	au-dessus de 16 centimètres	98,6 %		90,7 %	
Rapport du poids à la taille.	Inférieur à 0.30	0,2 %	sur 876 cas	15 %	sur 254 cas
	Supérieur à 0.30.	99,8 %		85 %	

Chez les hommes il existe, en vérité, un léger déficit à l'égard des tuberculeux; mais la différence n'est pas tellement grande, qu'un signe important puisse s'en dégager en faveur du diagnostic précoce de la tuberculose pulmonaire.

Le périmètre thoracique anatomique, le poids (comparés à la taille du sujet), le sternum, sont à peu près semblables chez l'homme sain et le candidat à la tuberculose.

Il ne semble pas que les tuberculeux examinés aient été prédisposés à leur maladie par une poitrine petite, peu développée, ou un poids inférieur à la moyenne.

Sujets sains et sujets atteints avaient conformation à peu près semblable.

C'est là un point de la plus haute importance pour la cause de la tuberculose pulmonaire.

La tuberculose pulmonaire m'a paru acquise dans la grande majorité de ces cas.

Rien ne destinait la plupart d'entre eux à devenir tuberculeux. Dans ces cas très nombreux, la tuberculose n'a pas été de *cause intérieure* tenant à la complexion particulière du sujet.

Ces malades ne sont arrivés à la tuberculose pulmonaire qu'en raison de *causes extérieures* qui ont troublé leur organisme, et l'ont rendu favorable au développement du Bacille de Koch.

Une mauvaise hygiène, le manque d'air, l'insuffisance d'ensoleillement, la misère, les bronchites mal soignées, les rougeole, scarlatine, variole, typhoïde, pneumonie, pleurésie, dont la convalescence n'a pas été aussi longue qu'elle aurait dû être, souvent pour des raisons d'ordre social, ont débilité un organisme dont l'anatomie était normale dans le plus grand nombre des cas.

S'il en est ainsi avec les hommes, l'examen des cas féminins ne nous permet pas des conclusions aussi fermes.

Comme pour les hommes, le sternum de la femme tuberculeuse est à peu de chose près le même que celui de femme non atteinte, et il y a peu de différence également pour le rapport du poids à la taille. Mais l'examen du périmètre thoracique demande un moment d'attention.

24,5 o/o des femmes saines examinées ont un périmètre thoracique anatomique inférieur à la moitié de leur taille.

MENSURATIONS ANATOMIQUES		FEMMES (proportion °/₀)			
		Sujets sains		Sujets tuberculeux	
Périmètre thoracique	Inférieur à la moitié de la taille.	24,5 °/₀	sur 204 cas	58,7 °/₀	sur 281 cas
	Supérieur — —	75,5 °/₀		41,3 °/₀	
Longueur du sternum	au-dessous de 16 centimètres	0,5 °/₀	sur 188 cas	17,9 °/₀	sur 173 cas
	au-dessus de 16 centimétres	99,5 °/₀		82,1 °/₀	
Rapport du poids à la taille.	Inférieur à 0.30.	8,8 °/₀	sur 205 cas	28 °/₀	sur 286 cas
	Supérieur à 0.30.	91,2 °/₀		72 °/₀	

Les poitrines tuberculeuses donnent des chiffres doubles, soit 58,7 o/o. Ce qui était vrai chez l'homme ne l'est-il plus chez la femme ?

Remarquons que la presque totalité des cas sains masculins (94,7 o/o) présente une poitrine suffisamment large à comparer à la taille. Chez la femme, ce chiffre, pour les cas sains, descend à 75,5 o/o.

Le plus intéressant est que le pourcentage des *cas tuberculeux masculins* (28,7 o/o) est presque l'équivalent de celui des *cas sains féminins* (24,5 o/o).

Les poitrines des hommes et des femmes examinés ont été, comme je l'ai dit dans un précédent chapitre, choisies avec un soin particulier, les unes parmi les sujets absolument sains, et les autres parmi ceux au tout début de la tuberculose pulmonaire.

Les poitrines masculines et féminines sont absolument comparables, puisque le périmètre thoracique a été mis en rapport avec la hauteur du sujet dans tous les cas.

La taille plus petite de la femme et sa cage thoracique moins développée que celle de l'homme ne peuvent donc être cause du déchet constaté.

D'autre part, cette faiblesse du périmètre thoracique féminin ne donne pas, entre les cas sains et les cas tuberculeux, une différence qui permette de conclure dans le diagnostic précoce de la tuberculose pulmonaire.

L'examen des cas féminins laisse la porte ouverte à une étude qui ne manquera pas d'intérêt, mais qui ne donnera pas le signe cherché pour déceler la tuberculose pulmonaire au début.

L'anatomie de la cage thoracique et le poids des tuberculeux peuvent donc être un élément intéressant de diagnostic dans une tuberculose confirmée. Ces signes renforcent les autres et concourent à la formation du faisceau de preuves qui imposera ce diagnostic.

Mais au tout début de la maladie, on ne pourra jamais compter sur eux et en tirer une conclusion utile.

Comme on le verra plus loin, l'examen physiologique de la poitrine fixera seul la réponse demandée.

QUATRIÈME PARTIE

Examen Physiologique de la Poitrine

Chapitre premier

Périmètre Thoracique en extrême Inspiration et en extrême Expiration

Si la poitrine envisagée au seul point de vue anatomique ne paraît pas être très différente chez l'individu sain et le prétuberculeux, il en est tout autrement de la poitrine considérée au point de vue physiologique.

J'ai recueilli 1.259 observations, moitié de cas sains et moitié de cas au tout début de la tuberculose pulmonaire.

Les résultats obtenus sont relatés dans les tableaux ci-contre (pages 24 et 25).

Ce que nous n'avions pas pu rencontrer avec l'examen anatomique de la poitrine, nous le trouverons avec son examen physiologique.

L'immense majorité des cas sains donne $0^{m},05$ et plus d'écart entre l'extrême inspiration et l'extrême expiration.

Les cas atteints, au début de la tuberculose, accusent la plupart du temps de $0^{m},01$ à $0^{m},04$. Les chiffres obtenus pour le périmètre thoracique supérieur sont précisés par ceux du périmètre thoracique inférieur.

L'ensemble des 2.455 mensurations pratiquées à l'étage

MENSURATIONS PHYSIOLOGIQUES

PÉRIMÈTRE THORACIQUE SUPÉRIEUR

DIFFÉRENCE entre l'extrême inspiration et l'extrême expiration	HOMMES — SAINS — Nombre de cas	HOMMES — SAINS — cas °/.	HOMMES — TUBERCULEUX — Nombre de cas	HOMMES — TUBERCULEUX — cas °/.	FEMMES — SAINES — Nombre de cas	FEMMES — SAINES — cas °/.	FEMMES — TUBERCULEUSES — Nombre de cas	FEMMES — TUBERCULEUSES — cas °/.	ENSEMBLE DES CAS SAINS — Nombre de cas	ENSEMBLE DES CAS SAINS — cas °/.	ENSEMBLE DES CAS TUBERCULEUX — Nombre de cas	ENSEMBLE DES CAS TUBERCULEUX — cas °/.
1 centimètre	...		44		...		48		...		92	
2 —	... } *12*	**2.85**	88 } *256*	**85.33**	... } *12*	**5.88**	108 } *294*	**88.29**	... } *24*	**3.83**	196 } *550*	**86.9**
3 —	4		77		...		88		4		165	
4 —	8		47		12		50		20		97	
5 —	31		23		73		18		104		41	
6 —	85		13		47		12		132		25	
7 —	103		5		45		6		148		10	
8 —	98		1		21		3		119		4	
9 —	50		1		6		1 } *39*	**11.71**	56 } *602*	**96.17**	2 } *83*	**13.1**
10 —	31 } *410*	**97.15**	1 } *44*	**14 66**	... } *192*	**94.12**	...		31		1	
11 —	10		...		...		...		10		...	
12 —	9		...		...		...		9		...	
13 —	2		...		...		...		2		...	
16 —	1		...		...		...		1		...	
Totaux.	**422**		**300**		**204**		**333**		**626**		**633**	

MENSURATIONS PHYSIOLOGIQUES

PÉRIMÈTRE THORACIQUE INFÉRIEUR

DIFFÉRENCE	HOMMES						FEMMES						ENSEMBLE DES CAS SAINS			ENSEMBLE DES CAS TUBERCULEUX		
	SAINS			TUBERCULEUX			SAINES			TUBERCULEUSES								
	Nombre de cas		cas °/o	Nombre de cas		cas °/o	Nombre de cas		cas °/o	Nombre de cas		cas °/o	Nombre de cas		cas °/o	Nombre de cas		cas °/o
1 centimètre	...			64			...			65			...			129		
2 —	...	*14*	**3.26**	56	*234*	**82.69**	...	*12*	**5.91**	91	*248*	**88.26**	...	*26*	**4.11**	147	*482*	**85.46**
3 —	4			71			1			65			5			136		
4 —	10			43			11			28			21			71		
5 —	61			29			36			21			97			50		
6 —	103			12			66			5			169			17		
7 —	97			3			44			3			141			6		
8 —	72			5			31			4			103			9		
9 —	43	*415*	**96.74**	...	*49*	**17.31**	11	*191*	**94.09**	...	*33*	**1.74**	54	*606*	**95.89**	...	*82*	**14.54**
10 —	24			...			2			...			26			...		
11 —	7			...			1			...			8			...		
12 —	4			...			...			...			4			...		
13 —	2			...			...			...			2			...		
14 —	2			...			...			...			2			...		
Totaux.	**429**			**283**			**203**			**281**			**632**			**564**		

supérieur et à l'étage inférieur de la poitrine permet de conclure d'une façon formelle.

Mesure du Périmètre Thoracique en activité	Différence entre l'extrême inspiration et l'extrême expiration	Ensemble des cas sains : 1.258	Ensemble des cas PRÉTUBERCULEUX : 1.197
Périmètre Thoracique supérieur	De 1 à 4 centimètres	3,8 %	86,9 %
	De 5 à 16 —	96,1 %	13,1 %
Périmètre Thoracique Inférieur	De 1 à 4 centimètres	4,1 %	85,4 %
	De 1 à 16 —	95,8 %	14,5 %

Comparons ces observations à celles recueillies sur la poitrine anatomique : longueur du Sternum, rapport du Poids à la Taille, rapport du Périmètre Thoracique à la Taille.

Ces mensurations physiologiques me répondent aussi affirmativement que les autres m'avaient répondu négativement.

N'oublions pas que les malades qui m'ont fourni ces mensurations avaient très peu perdu de leur poids.

Rapprochées, ces observations sont saisissantes.

Comparaison des Mensurations Anatomiques et Physiologiques			Sujets Normaux	Sujets Prétuberculeux
Mensurations Anatomiques		Longueur moyenne du sternum	0^{m}17 à 0^{m}22	0^{m}16 à 0^{m}21
	Rapport du périmètre thoracique à la taille.	Rapport normal.	88,4 %	55,8 %
		Rapport au-dessous de la normale.	11,5 %	44,1 %
	Rapport du Poids à la taille.	Rapport au-dessus de la moyenne.	98,15 %	78,14 %
		Rapport au-dessous de la moyenne.	1,85 %	21,86 %
Mensurations Physiologiques	Périmètre thoracique supérieur.	Rapport normal.	96,1 %	13,1 %
		Rapport au-dessous de la normale.	3,9 %	86,9 %

Chapitre II

Examen d'ensemble des Mensurations Physiologiques de la Poitrine

Il existe une opposition formelle entre les mensurations anatomiques et les physiologiques.

Alors que l'ensemble des mensurations anatomiques ne permet pas de conclure, les mensurations physiologiques s'imposent, au contraire, à un examen sérieux.

Les sujets sains et les sujets qui commencent une tuberculose pulmonaire sont, à peu de chose près, porteurs de cages thoraciques semblables.

Les sternums se ressemblent ; le rapport du périmètre thoracique anatomique à la taille ne donne pas de différence considérable chez le sain et le prétuberculeux.

Les tuberculeux pulmonaires sont donc bien rarement marqués d'avance, et l'hérédité, quand elle existe, a fort peu impressionné leur anatomie.

Mais il est un point plus important. Les individus, au tout début de la tuberculose pulmonaire, porteurs de signes difficiles à déceler, ne pèchent pas par leur poids, comme on pouvait s'y attendre.

Nous avons, au-dessus de la moyenne du poids (rapport du poids à la taille), 98 o/o pour les individus sains, et 78 o/o pour les prétuberculeux.

La différence n'est pas grande : 20 o/o seulement.

On pouvait prévoir un chiffre beaucoup plus élevé.

Les tuberculeux pulmonaires au début ne commencent donc pas par maigrir.

Et si l'on se basait sur cette perte de poids, étudiée méthodiquement, pour conclure à la tuberculose pulmonaire possible, on risquerait d'arriver trop tard.

Sans doute, le tuberculeux pulmonaire maigrit, mais lorsque sa maladie est déjà installée. Quand la tuberculose pulmonaire en est à son tout début, ce n'est pas le poids du malade qui fléchit en premier lieu; c'est un signe tardif, excellent pour l'évolution et le pronostic de la tuberculose pulmonaire, mais pas pour l'examen précoce.

Bien différente est la conclusion à tirer de l'examen du périmètre thoracique physiologique.

Normalement, la poitrine doit respirer largement, et les deux mouvements de la cage thoracique donnent un écart très sensible entre l'inspiration et l'expiration poussées à l'extrême.

Il semble a priori que plus le poumon respire, c'est-à-dire plus fort est l'écart entre les deux mensurations, — inspiration et expiration, — plus aussi le sujet a de chances de se bien porter. En effet, un poumon bien ventilé, recevant plus d'oxygène qu'un poumon à respiration faible, résiste mieux aux Bacilles de Koch.

L'examen de 1.259 poitrines m'a fait constater que 626 poitrines saines accusent 4 fois sur 100 seulement un écart respiratoire inférieur à 0,05 centimètres, alors que 633 poitrines prétuberculeuses se trouvent au-dessous de cet écart respiratoire 87 fois sur 100.

Le périmètre thoracique inférieur donne les mêmes chiffres. Voilà donc 2.449 mensurations physiologiques de la poitrine pratiquées sur 1.259 personnes, parmi lesquelles les fonctions du poumon prétuberculeux sont défectueuses 87 fois sur 100, et celles du poumon sain 4 fois seulement.

Ces chiffres, placés à côté des incertitudes données par les mensurations anatomiques, en imposent.

Les tuberculeux commencent donc, au tout début de la maladie, par mal respirer, et c'est logique.

N'est-ce pas le rétrécissement du champ respiratoire qui permet le mieux au Bacille de Koch de se développer? Ce n'est point par le poids, c'est-à-dire par un symptôme d'ordre général, que la prétuberculose se manifestera tout d'abord, mais bien par le champ respiratoire, c'est-à-dire par un symptôme d'ordre local.

Les conséquences thérapeutiques et pronostiques qui en découlent sont du plus haut intérêt.

Ce ne sera pas à l'engraissement du sujet prédisposé à la tuberculose pulmonaire que nous devrons porter tous nos soins, c'est à l'étendue de sa fonction respiratoire.

Je me réserve d'ailleurs de publier mes observations sur ce point.

CONCLUSIONS

Les mensurations pratiquées sur plus de 1.600 cas, sains et prétuberculeux, sélectionnés avec un soin tout spécial, m'ont conduit aux conclusions suivantes :

1° Il faut tenir le plus grand cas des mensurations physiologiques dans le diagnostic du tout début de la tuberculose pulmonaire.

2° Ces mensurations physiologiques sont fournies par l'inspiration et l'expiration aux divers étages de la poitrine.

3° Les mensurations anatomiques de la cage thoracique n'éclairent aucunement le diagnostic précoce de la tuberculose pulmonaire.

4° Les signes donnés par le poids de l'individu sont postérieurs à ceux donnés par l'étendue du champ respiratoire.

L'importance de ces conclusions découle du nombre des cas examinés et de l'opposition entre les données anatomiques et les données physiologiques.

Il n'est rien de plus difficile à classer que les cas sains et les cas tuberculeux au tout début de leur affection.

Souvent, le médecin est hésitant et ne se décide pas à déclarer tuberculeux ou sain le consultant qui l'interroge.

Ce sont précisément ces cas où la tuberculose est douteuse, pour lesquels j'ai pensé à mensurer le thorax. J'ai comparé ces mensurations à celles pratiquées sur une série d'individus sur la santé desquels il n'y avait aucun doute. J'ai constaté des différences considérables entre certains chiffres.

Les examens ultérieurs ont montré que ces cas, où l'hésitation pouvait être permise, étaient réellement tuberculeux.

Sans doute, la mensuration du périmètre thoracique seule pratiquée n'eût pas été suffisante pour entraîner la conviction.

Mais représentons-nous bien l'état de ces candidats à la tuberculose.

Un homme perd ses forces depuis quelques semaines, est un peu essoufflé, se plaint de points de côté, tousse de temps à autre dans la journée ; une femme, fatiguée, essoufflée, toussotante, parle en plus de troubles menstruels.

Cependant, ces malades n'ont pas maigri. Leur aspect général est bon. Le médecin les ausculte et ne trouve pas le signe physique qui ébranle la conviction ; les crachats n'existent pas ou ne révèlent pas de bacilles à l'examen microscopique.

Aucun des symptômes constatés n'est net.

A ce moment, je mensure le malade. L'examen de l'inspiration et de l'expiration révèle entre les deux mouvements respiratoires un écart insignifiant.

Jusqu'ici, je ne trouvais en ce malade que des symptômes, des manières d'être qu'il me décrivait, qui, par conséquent, étaient loin d'en imposer.

Je constate à ce moment, non plus un symptôme décrit par le malade, mais un signe physique très facile à déceler.

Je ne dis pas qu'il y a *sûrement* tuberculose pulmonaire, mais je dis que cela est *très probable*.

A ce moment-là, un traitement convenable sauvera toujours le malade.

Les mensurations thoraciques physiologiques sont parmi les premiers signes qui donnent l'éveil. Elles sont très faciles à pratiquer ; elles accusent des chiffres totalement différents chez les sujets sains et les tuberculeux au début, et ces différences se constatent dans la plupart des cas.

Voilà assez de raisons pour justifier la place honorable qu'elles réclament dans le diagnostic précoce de la tuberculose pulmonaire.

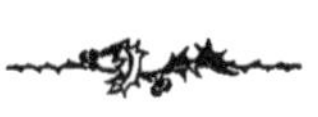

IMPRIMERIE NEMOURIENNE, HENRI BOULOY — NEMOURS

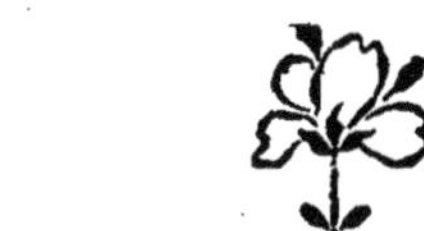

NEMOURS
Imprimerie Nemourienne
Henri BOULOY

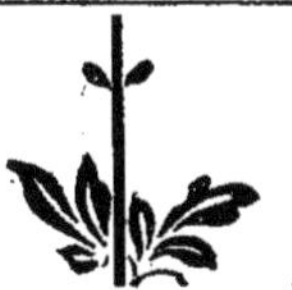